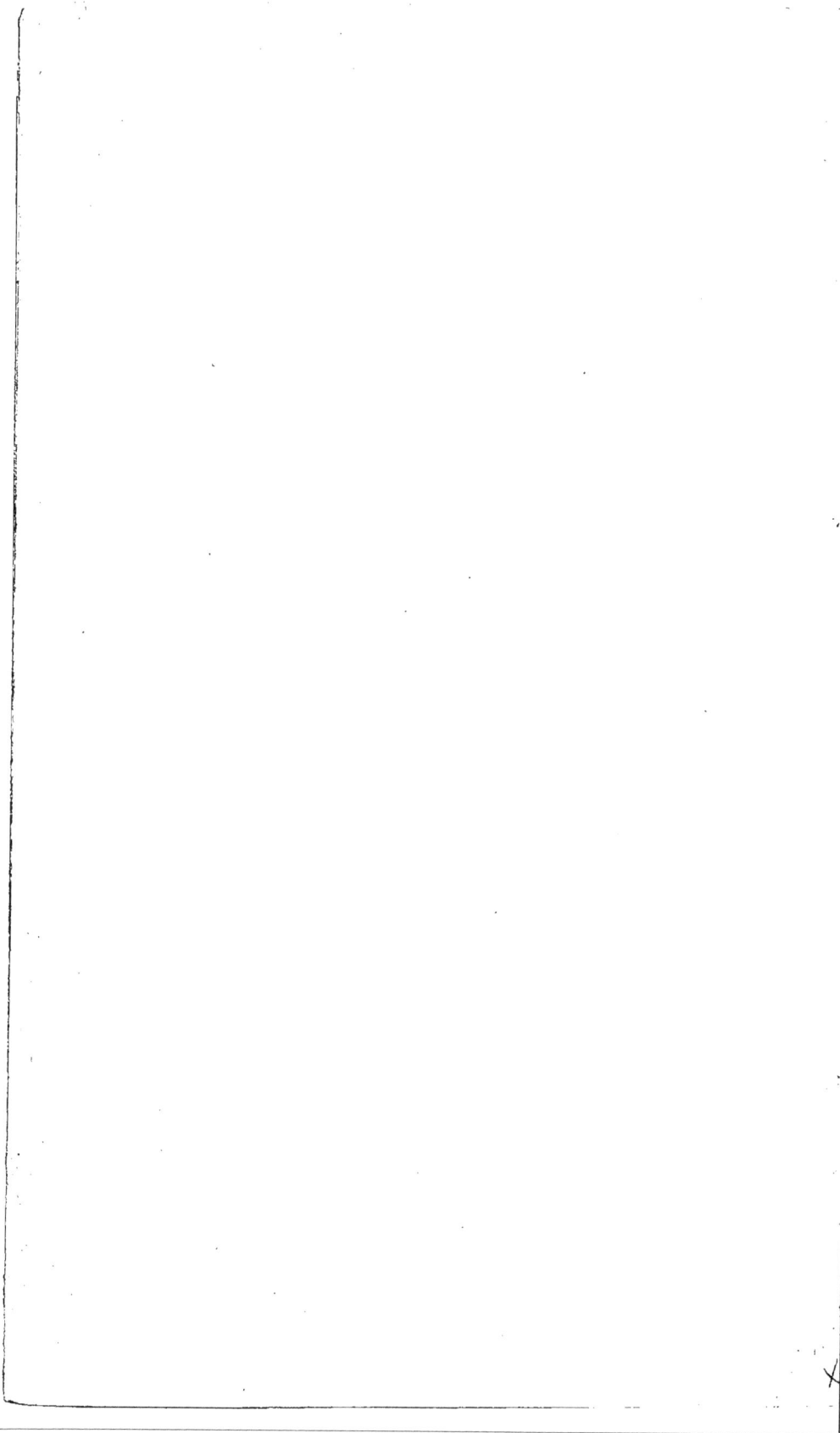

ÉTUDE

SUR

J. B. MOUGEOT

SA VIE

ET SES TRAVAUX

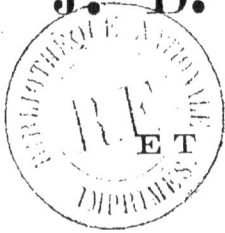

PAR

M. FLICHE

PROFESSEUR A L'ÉCOLE FORESTIÈRE

DISCOURS DE RÉCEPTION A L'ACADÉMIE DE STANISLAS

(Séance publique du 20 mai 1880)

NANCY

IMPRIMERIE BERGER-LEVRAULT ET Cie

11, RUE JEAN-LAMOUR, 11

1880

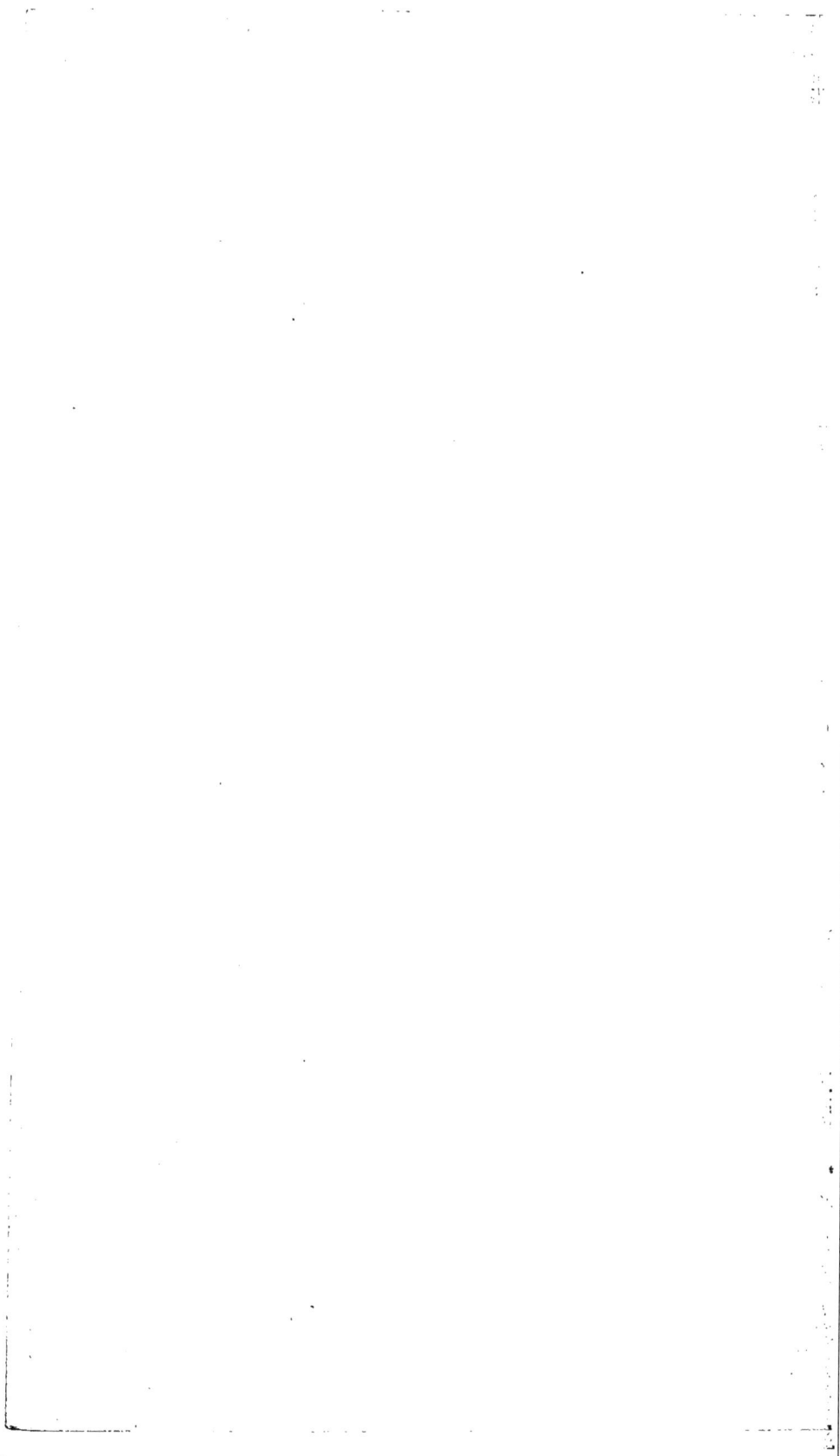

J.-B. MOUGEOT

DISCOURS DE RÉCEPTION (1)

MESSIEURS,

Un des plus charmants et des plus fins esprits de ce siècle écrivait, dans l'épanchement d'une correspondance familière, les lignes suivantes (²) : « Je voudrais bien savoir quelque chose de Saint-Marc Girardin et si son discours est pour le mois de décembre. Un de ces jours il mourra quelque académicien, et ces messieurs, qui ne se font pas recevoir, ne seront pas là pour donner leur voix. Je comprends toutefois qu'on retarde le plus qu'on peut le moment de prononcer ce discours. N'est-ce pas une des actions les plus importantes de la vie ? Je me figure

(¹) Les passages entre [ ] ont été supprimés à la lecture publique pour réduire la durée de la séance.

(²) *Lettres de Doudan.* Paris, 1879, t. II, p. 96. Lettre à M. Poirson.

que la main me tremblerait beaucoup en écrivant
un tel discours. » M. Doudan ne fit point connaissance personnelle avec ce tremblement. Son œuvre,
connue pendant sa vie seulement de quelques pri-
vilégiés, n'est point de celles qui ouvrent la porte
des académies. A dire vrai, l'importance qu'il atta-
chait à un discours de réception est un peu exagé-
rée, même lorsqu'il s'agit de l'illustre compagnie à
laquelle il faisait allusion. Il n'en reste pas moins,
et sur un théâtre plus modeste, une épreuve redoutable, surtout pour qui, plus habitué aux recherches
du laboratoire qu'aux joutes littéraires, n'a guère
eu qu'à exposer le résultat de quelques recherches
dans ce style des sciences de la nature, dont les
seuls mérites sont la clarté et une grande sobriété.

Mais vos usages sont formels, et lorsque, fidèles
à des traditions qui vous ont toujours fait aimer à
voir dans le sein de votre compagnie des représentants de toutes les écoles qui, à Nancy, sont vouées
à la haute culture intellectuelle, vous m'avez admis
à l'honneur de siéger parmi vous, je savais que
j'aurais à vous faire une communication différente
par le sujet et par la forme de celles qui sont l'objet
de mes plus habituelles préoccupations.

Il m'a semblé que l'usage de consacrer les solen-
nités académiques au souvenir de ceux qui nous ont
précédés, à l'appréciation de leurs travaux, était
excellent. Je viens donc vous entretenir d'un homme
qui vous a appartenu à titre de correspondant, qui

est mort il y a bientôt un quart de siècle, dont il nous est par suite possible de parler aujourd'hui avec les souvenirs des contemporains, avec quelque chose aussi de la juste mesure de la postérité.

Une notice sur M. Mougeot sera d'ailleurs un chapitre d'histoire de la botanique qui aura, à défaut d'autre, le mérite d'appeler un instant votre attention sur les véritables débuts de cette science en Lorraine ; sur un des hommes qui, par lui-même, par l'influence qu'il a exercée sur les autres botanistes du pays, a le plus contribué à donner à notre province, à Nancy en particulier, auprès de ceux qu'occupe la science des végétaux, une renommée dont nous avons le droit d'être fiers et que rien antérieurement à ce siècle n'avait préparé.

Par une exception singulière, alors que dans toute l'Europe lettrée et savante des chaires de botanique étaient illustrées par des maîtres éminents, que des flores remarquables étaient successivement publiées, la Lorraine, si avide de savoir, si progressive dans un grand nombre de directions de l'activité humaine, restait complétement en arrière dans tout ce qui tient à l'étude des plantes, qu'il s'agisse de les décrire, d'en relever les stations ou bien d'en examiner la structure et les fonctions.

Pendant qu'à nos portes une pléiade de botanistes de valeur inégale, quelques-uns remarquables, groupés autour de la célèbre école de Strasbourg, étudiaient avec passion la flore de la vallée du Rhin, la Faculté de médecine de Pont-à-Mousson, où, suivant l'usage de cette époque, la botanique devait trouver et avait en effet ses représentants, restait sous ce rapport d'une stérilité complète. Il faut arriver à la seconde moitié du XVIIIe siècle pour trouver des essais de flore de Lorraine (¹) ; et quels essais ! Leur auteur, Buc'hoz, médecin ordinaire du roi de Pologne, démonstrateur en botanique au Collège royal des médecins de Nancy, était beaucoup plus préoccupé d'indiquer les *vertus* réelles ou fictives des plantes que de les bien décrire. Sa nomenclature est en arrière de vingt-cinq ans, et si, comme il le reconnaît, son énumération est incomplète, par une malheureuse compensation elle renferme des espèces qui, demandant pour se développer les rivages chauds et lumineux de la Méditerranée ou les sommets des Alpes, ne sauraient se rencontrer sous le climat de la Lorraine ou dans nos modestes Vosges.

A Buc'hoz succède, au commencement de ce siècle, Willemet (²), dont le petit-fils, Soyer Willemet,

(¹) Buc'hoz, *Traité historique des plantes qui croissent en Lorraine et dans les Trois-Évêchés,* 1762-1770. 10 vol. in-18, avec planches.

Buc'hoz, *Tournefortius Lotharingiæ,* ou *Catalogue des plantes qui croissent dans la Lorraine et les Trois-Évêchés,* 1763. 1 vol. in-18.

(²) *Phytographie encyclopédique,* ou *Flore de l'ancienne Lorraine et des départements circonvoisins,* par Willemet, 1805. 3 vol. in-8°.

aurait dit, suivant le rapport d'une très-mauvaise langue (¹) : « Willemet est le plus mauvais botaniste après Lapeyrouse. » Le propos a-t-il été tenu, je ne sais, mais la *Phytographie encyclopédique* ou flore des trois départements le justifierait amplement.

Si les publications botaniques ont été médiocres en Lorraine, même au commencement du XIXᵉ siècle, l'enseignement ne fut pas moins faible, et cela jusqu'au jour où l'un des doyens actuels de votre Compagnie en fut chargé au Jardin des Plantes de Nancy. Par respect pour la mémoire du chimiste éminent qui le donna longtemps, il vaut mieux ne pas s'arrêter sur ce sujet.

Ces faits étaient bons à rappeler, parce que les jeunes gens qui, aujourd'hui, à Nancy, trouvent pour les initier à la science des végétaux des livres excellents, des laboratoires bien installés, des maîtres complétement dignes de ce nom, ne peuvent guère se figurer les difficultés contre lesquelles devaient lutter leurs prédécesseurs. Mougeot en triompha et fut le premier à nous donner des notions exactes sur la végétation des Vosges lorraines, son pays. C'est là, en effet, qu'il naquit, le 25 septembre 1776, dans la petite ville de Bruyères.

Son père appartenait au tiers état ; mais, par un hasard assez rare, il se rattachait, par les origines de sa famille, d'une part, à cette petite noblesse

(¹) Hussenot, *Chardons nancéiens.* Nancy, 1835, p. 31.

provinciale chez laquelle se conservait comme un dépôt précieux le sens du désintéressement et de l'honneur ; de l'autre, à cette classe des paysans dont l'indomptable amour du travail allait bientôt être récompensé par une répartition plus équitable des charges publiques, par une accession plus facile de ses fils aux degrés élevés de l'échelle sociale. Par sa vie, où l'honneur et le travail brillent au premier rang, Mougeot se montra fidèle à ces traits distinctifs de ses ancêtres.

Élevé d'abord dans la maison paternelle, il commença ses études avec un de ces maîtres, de ce que nous appelons aujourd'hui l'enseignement secondaire, que l'on rencontrait alors dans les plus petites villes. Ils y deviennent plus rares de nos jours, où les grands établissements tendent à faire le vide autour d'eux. Déjà, à cette époque, il était impossible de compléter son instruction dans des conditions aussi humbles, et le père du jeune Mougeot l'envoya achever ses études chez les Cordeliers de Vieux-Brisach. Les premières guerres de la Révolution vinrent bientôt l'en chasser, mais elles lui donnèrent en même temps l'occasion de manifester d'une façon héroïque la passion du devoir et du dévouement à l'humanité souffrante qui, avec la culture désintéressée de la science, furent la caractéristique de sa vie.

Le personnel de l'établissement s'était mis en sûreté pendant le bombardement de la ville. Au moment où l'on faisait cette revue qui suit toujours un sauvetage, on s'aperçut qu'on avait laissé exposés aux projectiles les vases sacrés de la chapelle et une vieille religieuse infirmière que la maladie empêchait de se mouvoir. Retourner sur ses pas était une entreprise périlleuse ; l'adolescent, avec cette générosité qui est dans les plus pures traditions françaises, n'hésite pas, et sa noble hardiesse est couronnée d'un plein succès.

Après la prise de la ville, l'établissement où se trouvait Mougeot est fermé. Un de ses camarades l'emmène chez lui à Rothweil ; de là il va s'établir à Fribourg, où l'Université lui donne un enseignement qu'il ne trouverait plus dans sa patrie ; les anciennes institutions scolaires ont été balayées par le souffle nouveau, et celles qui doivent les remplacer ne sont pas encore nées.

Mais le séjour en Allemagne n'était pas alors sans danger ; bien qu'il fût en dehors des luttes terribles des partis, le jeune Mougeot, desservi, dit-on, par des ennemis de sa famille, fut porté sur la liste des émigrés. N'osant pas reparaître en France, il chercha, ses études finies, une occupation dans le commerce, ce qui l'entraîna à Bâle et à Huningue. Enfin, ramené en France par le dévouement d'une sœur, il fut rayé de la redoutable liste en 1795.

Le séjour dans des pays de race allemande pendant ces années si importantes où l'enfant disparaît et fait place à l'homme eut une influence profonde sur le futur botaniste. Il y acquit la connaissance de l'allemand, cet outil précieux pour quiconque veut se livrer aux travaux intellectuels (¹). L'usage de cette langue lui devint si familier qu'il se traduisait dans ses lettres, par quelques germanismes et même par un détail matériel, l'emploi ordinaire de la majuscule au commencement des substantifs. Mais l'impression que reçut son âme est chose autrement considérable. Peut-être est-ce en Allemagne qu'il puisa cet amour des choses de la nature, plus populaire alors et, il faut bien l'avouer, aujourd'hui encore, de l'autre côté du Rhin que dans notre pays. Dans tous les cas, il lui resta une sympathie incontestable pour la science, telle qu'elle se pratique chez nos voisins, des relations actives avec leurs naturalistes, et, par suite, pour lui-même dans sa manière de travailler, beaucoup de leurs procédés. Cela fut-il heureux? Je n'hésite pas à l'affirmer. Les grandes nations ont chacune leur caractère avec ses qualités et aussi ses défauts. Dans la science, par exemple, le Français apporte sa compréhension rapide, l'amour de la clarté, de la généralisation,

(¹) Il pouvait aussi lire l'anglais, mais en s'aidant d'un dictionnaire. Quant au latin, il en était assez complétement maître, pour correspondre parfois dans cette langue, avec Fries notamment. L'étude des langues mortes lui semblait la base de toute éducation libérale. Il revient à diverses reprises dans ses lettres sur l'impossibilité de la supprimer, sur les graves inconvénients résultant de l'imperfection à laquelle trop souvent on la réduit.

qualités précieuses, mères des découvertes, des travaux achevés; mais s'il ne se surveille, elles peuvent l'empêcher d'apercevoir tous les éléments d'une question, lui en faire négliger plusieurs et l'amener à des productions un peu superficielles. L'Allemand, au contraire, ami de l'observation patiente, de l'information rigoureuse, complète, court risque de se perdre dans le détail de la science, et son exposition se ressent souvent de tout le bagage dont il aime à l'accompagner.

Le véritable patriotisme ne consiste pas à critiquer sans cesse les défauts de l'étranger, mais bien à voir ses qualités pour en profiter. Il consiste aussi à ne pas surfaire ses mérites, et c'est en quoi Mougeot resta dans la véritable mesure. Si l'on trouve chez lui l'éloge fréquent des travaux allemands, il sait cependant voir leurs côtés faibles : « Les descriptions détaillées de Nees et de Hornschuh, écrit-il, sont parfois bien longues, et il faut avoir une tête germanique pour supporter ces détails ([1]). » Il qualifie quelquefois leur style d'une manière cruelle, comme lorsqu'il dit d'un célèbre lichénologiste que son langage est *amphigourique* ([2]).

Revenu à Bruyères, Mougeot songea d'abord à entrer dans le corps des ingénieurs géographes. Sur les conseils heureux de son père, il rentra dans sa

[1] Lettre du 9 décembre 1840.
[2] Lettre du 29 décembre 1840. Il s'agit de Wallroth.

véritable vocation en concourant pour l'École de santé de Strasbourg. L'examen portait sur l'anatomie et devait se passer devant un vieux médecin de Bruyères, Thiébault, qui, tout en trouvant son jeune concitoyen bien présomptueux, lui prêta un traité d'anatomie. Huit jours après, Mougeot, aidé par les souvenirs du cours d'histoire naturelle qu'il avait suivi à Fribourg, subissait l'examen avec succès. Je suppose que le désir d'avoir vite des médecins militaires, dont on avait si grand besoin, rendait les examinateurs indulgents ; Mougeot n'en donnait pas moins une preuve remarquable de la vigueur de son intelligence.

Son séjour à Strasbourg, qui ne dura qu'un an, l'armée alors réclamait promptement ses auxiliaires médicaux, lui donna l'occasion de suivre les cours du naturaliste Hermann, le fit entrer en relations avec des camarades qui marquèrent dans la science ou bien honorèrent plus tard l'exercice de la médecine en Lorraine, avec le botaniste Nestler, du même âge que lui, pour lequel il conçut une de ces amitiés comme les nobles âmes les connaissent seules, de celles qui ne finissent sur la terre qu'avec la mort de celui qui la quitte le dernier.

Attaché aux armées du Rhin et de la Moselle, Mougeot se distingua par cet attachement à ses devoirs professionnels qui ne le quitta jamais pendant sa longue existence. En même temps qu'il était un chirurgien militaire modèle, la force de volonté, la puissance de travail, qui caractérisaient sa vigoureuse nature, lui permettaient de ne pas négliger ses études d'histoire naturelle. Au milieu des embarras, des travaux de la vie de campagne, il trouvait le temps de récolter des plantes, de lier connaissance avec les botanistes éminents des pays où la guerre le conduisait. C'est de cette époque que datent ses relations avec Lachenal, Hoppe, Mielichofer.

A la paix de Lunéville, Mougeot put quitter l'armée et achever ses études médicales interrompues par son service actif. Après de courts séjours à Bruyères et à Nancy, il se rendait à Paris, où les ressources cliniques, qu'il n'aurait pu rencontrer ailleurs, attiraient le médecin, en même temps que le naturaliste était heureux de suivre des cours qui faisaient alors de Paris la capitale scientifique de l'Europe, de visiter aussi des collections toujours merveilleuses, et qu'à cette époque il n'aurait pu trouver nulle part ailleurs.

Ses études terminées, le 26 germinal an XI, il soutint devant la Faculté de Paris, pour obtenir le grade de docteur en médecine, une thèse qui fut remarquée. [Fidèle à la double direction qu'il avait donnée à son existence, il avait choisi un sujet appartenant à la fois à la médecine et à l'histoire naturelle. Son œuvre portait le titre d'*Essai zoologique et médical sur les Hydatides*. Les Helminthes, auxquels appartiennent les Hydatides, étaient alors bien mal connus. Il était difficile, en 1803, à un jeune homme qui n'était point zoologiste de profession de devancer les admirables travaux sur les Cysticerques (c'est ainsi que nous appelons aujourd'hui les Hydatides) qui ont illustré les noms de Küchenmeister, de Leuckart et de Van Beneden ; mais, grâce à sa connaissance de la langue allemande, à sa patience et à sa rigueur d'observation, le jeune médecin vosgien avait produit, pour son début, un travail supérieur, par son originalité et les études spéciales qu'il supposait, à ce que donne ordinairement l'épreuve du doctorat en médecine. Cette œuvre pouvait classer parmi les zoologistes celui qui, plus tard, devint avant tout un botaniste, et des plus éminents ; exemple remarquable qui, avec beaucoup d'autres, prouve aux jeunes gens qui embrassent la carrière des sciences naturelles, combien des études générales sont la base nécessaire des travaux spéciaux auxquels ils devront se livrer plus tard.]

Le jeune docteur revint immédiatement à Bruyères, où pendant un demi-siècle il ne devait pas cesser d'exercer sa merveilleuse activité. Vainement plus tard des propositions lui furent faites pour la transporter sur de plus grands théâtres ([1]), il resta fidèle à sa ville natale, à la vie qu'il s'était faite ; exemple rare que votre confrère pouvait donner,

([1]) On lui offrit les chaires d'histoire naturelle de la Faculté de médecine à Strasbourg et de l'École forestière à Nancy.

parce que, à un cœur qui lui faisait placer en première ligne les affections de son enfance et de sa jeunesse, il ajoutait une volonté sûre de triompher des difficultés presque insurmontables qui se présentent devant un homme qui veut poursuivre des travaux scientifiques dans une petite ville.

Pendant cette longue existence à Bruyères, où il nous faut le suivre maintenant, Mougeot se considéra avant tout comme un médecin; il savait aussi accorder une part de son temps à ces devoirs sociaux qu'il n'est permis à aucun citoyen de négliger, et il devenait, comme par surcroît, le naturaliste qui attira sur Bruyères l'attention de quiconque s'est occupé de botanique pendant la première moitié de ce siècle.

Mougeot se faisait une très-haute idée de la profession de médecin. Vers la fin de sa vie, mes confrères de la Faculté de médecine me pardonneront ma sincérité d'historien, son esprit amoureux de rigueur dans les choses de la science, était, dit-on, arrivé à un peu de scepticisme en médecine; mais toujours, au commencement comme à la fin de sa carrière, il sut que, même avec la connaissance si imparfaite que nous avons de la physiologie morbide, comme de celle du corps à l'état de santé, un médecin instruit a un grand avantage sur celui qui ne le serait pas. Il comprenait surtout que le médecin, à côté de la guérison, qui n'est pas toujours en son pouvoir, apporte à l'humanité souffrante

soulagement et consolation, et que ces grands bien-
faits suffisent seuls pour le placer haut dans l'es-
time des hommes. Pour l'obtenir, Mougeot pensait
que ce n'était pas trop d'un labeur constant et d'un
désintéressement absolu. Aussi se préoccupait-il des
études médicales (¹), qu'il voulait fortes et complètes.
Aussi revenait-il sans cesse, dans sa correspondance,
sur le devoir pour le médecin de soigner tous, les
grands comme les petits, les pauvres comme les
riches, avec un égal dévouement, et sur ce point je
ne saurais mieux faire que de lui laisser un instant
la parole : « Plus on est ignorant, écrivait-il, plus
on est tranquille, mais les pauvres malades n'y
trouvent pas leur compte. Le pauvre a plus besoin
de tomber entre les mains d'un médecin habile que
le riche (²). » Dévoué comme il l'était, doué d'une
adresse manuelle qui rendait sa coopération singu-
lièrement utile pour les opérations chirurgicales, il
ne faut pas s'étonner s'il était fréquemment appelé
auprès du lit des malades. Chirurgien de l'hospice
de Bruyères, chargé d'une clientèle urbaine considérable, il devait souvent se rendre dans la campagne ou dans les villes environnantes. L'extrait
suivant d'une lettre à un ami, qui lui demandait
une collection de roches des Vosges, donnera à la
fois une idée de l'activité qu'il apportait dans la

(¹) Voir, notamment, lettres des 6 novembre et 13 novembre
1839, 14 octobre 1840.
(²) Lettre du 23 novembre 1841.

pratique médicale et de son obligeance inaltérable :
« C'est le temps qui m'échappe..... J'étais en con-
sultation dimanche dernier à Rambervillers, avant-
hier dans la montagne, hier à Épinal et aujour-
d'hui il faudra encore sortir ; vraiment le métier
de médecin de village dévore mes années, qui
passent comme des ombres. — Mais vous aurez des
roches (¹). »

Ces courses médicales, qui seraient fatigantes
aujourd'hui encore, l'étaient bien plus à cette époque à cause du mauvais état de la viabilité, mais
il savait y trouver avantage pour ses études, et,
grâce à une robuste constitution, sa santé, soit cor-
porelle, soit morale, s'y retrempait : « Mes fatigues
comme médecin de village, disait-il dans sa vieillesse, ont souvent été excessives, mais j'avais un
bon cheval entre les jambes, je savais grimper sur
les montagnes, escalader les rochers, et puis le grand
air, et puis cette belle et vigoureuse nature des
Vosges, et puis cette indépendance dont je jouis-
sais chemin faisant, tout cela était capable de me
fortifier, de me remettre. Aussi j'ai pu travailler
dans le cabinet et courir les campagnes, voyager le
jour, voyager la nuit, sans avoir jamais été atteint
de maladies graves. Quelques courbatures, qui du-
raient 24 à 48 heures, des coryzas, quelques rhumes
passagers sans fièvre, voilà tout (²). »

(¹) Lettre du 2 mars 1842.
(²) Lettre du 1ᵉʳ avril 1846.

La puissance de travail, la sûreté de son juge-
ment, le désignaient pour ces fonctions gratuites,
qui viennent si utilement en aide à l'administration
du pays. Éloigné des mandats purement politiques
par son vif désir de ne pas quitter longtemps sa
ville, et aussi, il faut bien l'ajouter, par le peu de
goût, pour ne pas dire davantage, qu'il avait pour
les luttes des partis, il s'occupa avec ardeur de tous
les intérêts locaux. « Il faut savoir servir son pays
jusqu'aux derniers instants de sa vie [1] », disait-il
quelques années avant sa mort. Et ce n'était point,
comme cela arrive trop souvent, une vaine parole.
Depuis les invasions de 1814 et 1815, pendant lesquelles il rendit à la ville de Bruyères des services
dont une récente et douloureuse expérience nous a
appris à connaître le mérite, jusqu'à son dernier
jour il ne cessa, dans diverses commissions, dans
les conseils de la commune, du département et de
l'Université [2], de s'occuper avec passion de tout ce
qui concernait les Vosges et la région lorraine.

Cette application aux affaires n'était pas sans
mérite, non pas seulement à cause des fatigues
qu'elle lui imposait, mais aussi parce qu'il devait
lui accorder une partie des heures qu'il aurait consacrées à sa chère botanique. Sa correspondance
fait très-souvent foi de ce que lui coûtaient les sa-
crifices qu'il faisait ainsi.

[1] Lettre de septembre 1850.
[2] Voir note B

Les questions d'instruction publique tenaient la première place dans ses pensées. Il travailla activement à ce développement de l'instruction primaire, qui est un honneur pour le département des Vosges. Il n'oubliait pas, toutefois, qu'elle ne suffit pas à une nation, que la haute culture intellectuelle, nécessaire en elle-même, est la source d'où découle l'enseignement, même le plus élémentaire. Aussi, à une époque où l'enseignement supérieur était beaucoup trop négligé et considéré à peu près comme un hors-d'œuvre, Mougeot réagissait contre ces tendances fâcheuses. Il prenait le plus vif intérêt à cette école secondaire de médecine, seul représentant universitaire, pendant de longues années, du haut enseignement à Nancy. Il salua avec bonheur le rétablissement de nos Facultés des lettres et des sciences. Son cœur de savant et de Lorrain était fier de leur succès lorsqu'un jour, en 1857, votre Compagnie se le rappelle, car sa séance publique donna lieu à une protestation qui fit quelque bruit, malgré sa simplicité et sa dignité, les pouvoirs publics, guidés par des considérations en partie étrangères aux intérêts de l'enseignement, songèrent à disjoindre la Faculté des sciences pour la tranférer à Metz. Dans une lettre adressée au doyen de la Faculté menacée, Mougeot blâme la mesure projetée et rétablit, avec une netteté bien remarquable, les vrais principes en matière d'enseignement supérieur, principes en général aussi

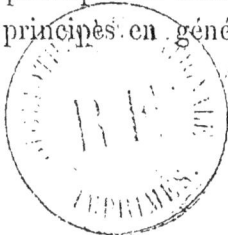

oubliés alors que le nom d'universités, qui les
résume si bien. [Ses paroles sont bonnes à citer :
« Cher ami, écrit-il, notre bon Soyer vient de me
faire part des angoisses que lui causent les pré-
tentions des Messins qui ne s'étendent qu'à enlever
à l'Académie de Nancy la Faculté des sciences ;
j'espère bien que vous en serez quittes pour la
peur. Il est impossible que le Conseil suprême
de l'Université qui siége à Paris, accorde aux
Messins pareille demande. Rien n'est plus utile,
plus indispensable, pour le progrès dans l'instruction supérieure et les Facultés, que la réunion
dans la même ville de toutes les Facultés, et au
lieu de vous enlever celle des sciences, il fau-
drait vous accorder celle de droit et même de théo-
logie. La Faculté des sciences est le complément
et l'adjuvant des lycées et de toute instruction supérieure (¹). »]

Cette ardeur pour tout ce qui tenait à l'enseignement scientifique le portait à venir en aide aux
vocations naissantes, aide de conseils, d'influence
lorsqu'il s'agissait d'obtenir pour les travailleurs
des positions qui leur permissent de poursuivre
leurs recherches ; aide aussi, bien souvent, de sa
bourse pour ceux que leur fortune personnelle, ou
leur travail, ne mettait pas en état de suffire aux
nécessités de la vie. Il était sur ce point d'une dis-

_____

(¹) Lettre du 11 mars 1857.

crétion si absolue que ce côté de son existence a dû être littéralement surpris ou deviné ([1]).

C'est aussi l'intérêt de la science qui lui faisait former dans les Vosges, des auxiliaires, des guides qui pussent assister, dans leurs recherches, lui ou d'autres naturalistes. Parfois il avait la main malheureuse, comme avec ce collecteur d'échantillons géologiques auquel il avait demandé pour ses correspondants quelques fragments taillés de roches et qui lui en amenait une voiture pesant 1,500 à 2,000 l. Mais le plus souvent il avait à faire à des personnes intelligentes, dévouées. C'est ainsi qu'il sut trouver dans les Martin, les Cuny de Gérardmer, des hommes qui ont rendu et rendent encore de grands services à tous ceux dont les études se rattachent aux productions naturelles des Vosges.

L'exploration scientifique des hautes Vosges, pendant laquelle il rencontra et forma ces collaborateurs, fut l'œuvre de sa vie, celle à laquelle il subordonna tous ses efforts, toutes ses études. Si l'infatigable et immense curiosité de son esprit lui

---

([1]) « Le secret de ses libéralités restera en majeure partie enseveli avec lui ; j'en ai surpris pourtant quelques-unes que je dois dévoiler ici, au moins d'une manière générale ; au travers de sa vive sollicitude en faveur de plus d'un botaniste de talent luttant contre l'adversité, et au sort duquel il s'efforçait d'intéresser quiconque jouissait de quelque crédit, on devinait que la bourse du chaleureux patron s'était déjà ouverte avec cette délicatesse qui ajoute encore au prix du bienfait. » Le Comte Jaubert, *J.-B. Mougeot* (*Bull. Soc. bot.*, t. V, 1858, p. 564).

fit entreprendre des voyages plus lointains (¹), dans le Jura et les Alpes notamment, rassembler une bibliothèque, des collections générales considérables, il n'oubliait jamais son but, et bien souvent voyages et collections devaient surtout lui fournir des termes de comparaison avec ce qu'il observait dans les montagnes de son pays. De 1795 à la veille de sa mort, il ne cessa de les parcourir ; une montagne surtout, son « cher Hohneck », comme il se plaisait à l'appeler, et la région qui l'avoisine l'attiraient. On peut dire qu'il l'a découverte.

Au commencement de ce siècle, Gérardmer n'était point la station mondaine, d'accès facile, trop facile même, que nous connaissons aujourd'hui. Pour le gagner de Bruyères, on suivait, à partir de Granges, un chemin qui longeait la Vologne, avait la même pente que la rivière ; des blocs, des pierres de toutes dimensions l'encombraient, les voitures n'osaient s'y risquer et les *Gérômés,* c'est ainsi qu'on appelle les habitants de la montagne, apportaient sur leur dos aux maisons de commerce de Bruyères, leurs fromages et les produits de leur industrie naissante. Quand on était arrivé à Longemer, tout chemin cessait, c'était par des sentiers abrupts, coupés çà et là par de grands troncs de sapins que personne ne songeait à enlever, dont le bois, en décomposition, recouvert de mousses et de jungermannes ver-

(¹) Voir note C.

doyantes, présentait en réduction le grand spectacle de la vie et de la mort sur la terre, qu'il fallait gagner les chaumes, puis le sommet du Hohneck qui, lui, n'a pas changé. Il offrait alors comme aujourd'hui ses admirables perspectives sur le val de Munster, la vallée du Rhin et les sommets ondulés de la Forêt-Noire. On y parvenait si rarement qu'au début de leurs herborisations, Mougeot et Nestler durent le soumettre à une étude géographique analogue à celle que nous pourrions faire aujourd'hui sur une montagne de l'Asie centrale, étude dans laquelle la sagacité de l'ancien aspirant ingénieur géographe ne fut pas inutile aux deux amis. Mais depuis qu'il eut fait connaissance avec ce point culminant de la chaîne, il lui voua un véritable culte ; de Bruyères, il observait toutes ses phases annuelles; il surveillait surtout avec soin le moment où la fonte de son manteau de neige permettait de nouvelles explorations (¹).

Mougeot aimait à communiquer les résultats de ses recherches, à connaître aussi celles des autres. De là une correspondance incessante, qu'il avait

(¹) « Mais le bon soleil ne va plus me permettre de travailler dans la chambre : je me trouve si heureux, si content quand je suis dans une de nos forêts, au bord d'un *coulant* ruisseau, couché à plat ventre pour voir encore les urnes des mousses, la capsule des jungermannes, que rien ne peut me retenir et qu'il me faut aller ensuite au Hohneck ! La neige ne se voit déjà plus sur cette montagne que par petites plaques et bientôt nous pourrons y grimper. » Lettre du 3 mai 1843.

avec tous ceux qui en Lorraine s'occupaient d'histoire naturelle. Parmi eux, il faut citer en première ligne Soyer-Willemet, Guibal, Godron, ses amis très-particuliers, qui tous les trois ont honoré ou honorent votre Compagnie. De bonne heure, la générosité avec laquelle il partageait ses récoltes, la réputation qu'il acquérait par la sûreté de ses déterminations, lui créaient des correspondants plus éloignés, et bientôt il n'y eut plus en Europe un botaniste de marque, qui ne s'estimât heureux d'entrer en relation avec le médecin de Bruyères.

Persuadé que les hommes ont tout à gagner à se connaître, à unir leurs efforts, Mougeot aimait aussi les sociétés formées pour la culture désintéressée du vrai et du beau (¹). Fidèle à son esprit provincial, il s'intéressait particulièrement à celles de sa région. Membre très-actif de la Société d'émulation des Vosges, on peut dire qu'il fut le créateur de son musée d'histoire naturelle. Quant à votre Compagnie, Messieurs, il l'appelait *notre Académie lorraine*, il était fier de lui appartenir, et rien de ce qui s'y passait ne lui était indifférent.

Indépendamment de sa thèse, Mougeot a livré à la publicité des considérations sur la végétation spontanée des Vosges, des rapports annuels à la Société d'émulation où, à propos des acquisitions du musée, il racontait avec abondance de vues origi-

(¹) Voir note D.

nales et justes tout ce qui intéressait l'histoire naturelle de la région ; enfin, quantité de notes insé-
rées dans les bulletins de diverses sociétés (¹). On
se tromperait étrangement si on voulait voir toute
l'œuvre de votre confrère dans ses travaux impri-
més. La meilleure partie est ailleurs. Elle se trouve
dans ses collections, dans ces notes critiques dont
fourmillent les herbiers de ses correspondants, dans
la collection des Cryptogames qu'il publia d'abord
avec Nestler, puis avec Schimper (²), enfin dans l'immense correspondance qu'il entretenait dans toutes
les parties de l'Europe.

La collection de Cryptogames se rattachait à la
région des Vosges et du Rhin. Elle eut le grand mérite d'être la première qui fut mise à la disposition
des botanistes français ; en outre, le soin qu'y apportait le principal auteur, la conscience avec laquelle il faisait les déterminations, avec laquelle
aussi il recourait, dans tous les cas douteux, aux
lumières d'autrui, assurèrent à cette publication
une valeur qui la fait citer aujourd'hui encore dans
tous les travaux consacrés aux végétaux qu'elle
comprend, qui lui assure aussi une place toujours
honorable dans les musées botaniques.

Quant à la correspondance, j'ai été mis à même
d'en juger par la confiance d'un maître dont la
constante amitié m'est bien précieuse. Il m'a remis

(¹) Voir note E.
(²) Voir note F.

la totalité de sa volumineuse correspondance ; je l'ai dépouillée intégralement, et je peux dire que ce travail a été pour moi une source de jouissances. Ce n'est pas que.le style ait le brillant ou la vivacité qui ont rendu certaines lettres célèbres, mais on y voit vivre, sans qu'il se donne un seul démenti, un homme excellent, tout à ses devoirs, à la science, à ses amis ; il en eut plusieurs et de très-attachés ([1]).

La botanique y tient naturellement la première place, mais on y trouve aussi, avec de très-rares allusions aux événements politiques, des détails nombreux sur la vie quotidienne de l'auteur et de son ami, quantité de faits intéressants pour l'histoire des sciences naturelles pendant la première moitié du siècle. Les hommes et leurs œuvres sont jugés en toute liberté et avec pleine sincérité ; les droits de priorité, surtout quand il s'agit de Nestler, sont rappelés avec chaleur, mais jamais je n'ai rencontré la moindre insinuation malveillante.

Comme on le voit par l'emploi qu'il fit de son existence, par ses œuvres, le labeur de Mougeot fut énorme. Sans doute, il avait une grande puissance et une grande facilité de travail ; cependant, pour subvenir à cette lourde tâche, il dut s'astreindre à

([1]) Des relations primitivement d'ordre purement scientifique, se changèrent souvent en de vives amitiés, parfois sans que les deux correspondants eussent eu occasion de se voir, comme cela arriva pour Delise, à la mort duquel il écrivait : « Ma tête remplie des souvenirs de Delise n'est guère apte à s'occuper d'autre chose. » Lettre du 23 novembre 1841.

un genre de vie qui, par sa régularité, je dirais presque par son austérité, rappelle celui des illustres érudits de l'ordre de Saint-Benoît. Au travail à cinq heures du matin, il ne finissait qu'à huit heures et demie ou neuf heures du soir, une journée interrompue seulement pendant deux heures consacrées à un court repas, à des visites à ses amis ou bien à quelque promenade destinée à lui procurer les plantes qui servaient à ses études. Il donnait ensuite une heure à une famille tendrement aimée (¹) avant d'aller prendre le repos de la nuit.

C'est au milieu de cette existence si active dans son uniformité qu'il m'a été donné de passer quelques instants avec lui, la dernière année de sa vie. Je le vois encore dans un cabinet de travail à mobilier d'une extrême simplicité, mais dont les murs étaient garnis par de riches collections, par une bibliothèque qui aurait été remarquable même dans une grande cité, et aussi par des dessins d'histoire naturelle, ou des portraits de naturalistes ses correspondants et ses amis. Il était assis devant une petite table couverte des ses instruments de travail. Autour de lui, quantité de ces plantes qu'il donnait

(¹) A son frère en particulier, à la mort duquel il disait en parlant de soi-même : « Il lui faut une bien grande résignation pour supporter ce veuvage. L'union des deux frères était complète, exemplaire, et celui qui reste ne pourra jamais l'oublier. Il s'en console, puisqu'il ne peut tarder à aller rejoindre celui qu'il aimait tant, dans un monde meilleur. » Lettre du 27 décembre 1854.

si libéralement ou qu'on lui envoyait pour avoir
son avis sur leur détermination.

Élève à l'École forestière, j'avais le désir plus
que la réalité de la science, mais je lui étais adressé
par un de ses plus chers amis, Soyer-Willemet, je
venais d'herboriser au Hohneck : cela suffisait pour
qu'il me mît immédiatement à l'aise et qu'il me
tînt pendant plus d'une heure sous le charme d'une
conversation où se croisaient, avec une verve singulière, l'histoire naturelle, les Vosges, des apprécia-
tions sur les savants français ou allemands, et jusqu'à des malices sur le corps dans lequel je débutais.
Aussi, en sortant, me disais-je que le père Mougeot,
c'est ainsi que nous l'appelions avec ce mélange de
familiarité et de respect propre à la jeunesse vis-à-
vis de la vieillesse, était plus jeune que beaucoup
d'entre nous, car il possédait la vraie jeunesse, celle
de l'âme. Il la garda jusqu'à sa mort, arrivée le
5 décembre 1858, continuant jusqu'à son dernier
jour sa vaste correspondance et traitant avec la
même compétence les questions les plus ardues de
la botanique descriptive.

Mougeot, on le voit, a porté son activité sur
toutes les branches de l'histoire naturelle, mais
c'est en botanique surtout que son influence a été
grande et qu'il a servi aux progrès de la science.
[Il ne demeura jamais étranger à la zoologie, mais
après sa thèse il ne produisit plus rien. Il s'est beaucoup occupé de géologie ; cette science lui était très-

familière, et la justesse de son esprit le prémunissait contre les entraînements auxquels se laissent aller beaucoup de ses adeptes. C'est ainsi que, il y a trente ans ([1]), tout en admettant l'action indiscutable des glaciers dans les Vosges, il faisait en faveur des dépôts produits par les eaux torrentielles, des réserves que signeraient encore aujourd'hui ceux qui ont pu étudier, dans les Alpes, ces phénomènes d'une grandeur parfois si redoutable. Toutefois, il ne produisit aucune œuvre originale. Il n'en servit pas moins puissamment cette science par ses collections de roches et de fossiles des Vosges, et par celles qu'il a distribuées à quantité de musées géologiques.]

En botanique, sans dédaigner les autres branches de la science ([2]), il s'attacha surtout à la partie descriptive, un peu en discrédit à l'heure présente, à cause de son état d'avancement qui laisse moins de place aux découvertes ; à cause aussi, il faut bien le dire, de tous ces travaux médiocres où la description de différences insignifiantes, sans vues supé-

---

([1]) *Rapport à la Société d'Émulation*, t. VII, 1849, p. 59-60.

([2]) Voici en particulier ce qu'il dit le 24 février 1847 : « Je lirai avec attention les recherches sur l'origine des cordons placentaires dans les Légumineuses. Tout ces travaux d'organisation des plantes sont extrêmement utiles et font de la botanique une science de plus en plus intéressante, où la nomenclature ne vient plus jouer le rôle principal, mais sert de moyen de se comprendre. C'est la langue de ceux qui étudient et parlent des végétaux. »

rieures, devient un exercice puéril et d'une absolue
stérilité. Mougeot semblait prévoir ce danger pour
les floristes, et il avait l'antipathie la plus décidée
pour ce qu'on a appelé fort justement la pulvérisa-
tion des espèces. [Il y revient sans cesse dans sa
correspondance, comme, par exemple, dans ce pas-
sage : « Toutefois je confesse mon aversion pour les
espèces créées aux dépens des variétés ; tous les
Polygala, les *Myosotis,* les *Viola* admis spécifique-
ment par nos amis d'Allemagne, dont on a été
obligé de faire rentrer une partie comme variétés
dans la flore lorraine, n'ont jamais été pour moi des
recherches importantes, et ceci par la raison qu'en
observant les choses de près, cette différence de
végétation dépend du sol, de l'exposition et d'autres
circonstances fortuites ([1]). »] Bien comprise, la botanique descriptive est la base nécessaire de toutes les
autres études sur les végétaux et particulièrement
de ces deux branches de la science si importantes de
nos jours, la géographie botanique et la paléonto-
logie végétale. En se plaçant à ce point de vue, on
constate que Mougeot a rendu deux grands services.
Par ses études et publications cryptogamiques, il a
contribué à l'exacte détermination de ces végétaux
inférieurs dont l'examen approfondi a presque re-
nouvelé, dans ces dernières années, l'anatomie et la
physiologie végétales. Par sa patiente et complète

([1]) Lettre du 11 octobre 1849.

exploration des hautes Vosges, il nous a le premier
fait connaître exactement cet îlot de plantes alpines
qui, de même que tous ceux situés entre les Alpes
et les régions boréales, joue un rôle si considérable
dans les spéculations auxquelles nous pouvons nous
livrer sur les causes qui ont amené la distribution
des flores actuelles, sur leur origine dans le passé.

Non-seulement, Mougeot étudiait la nature,
mais, supérieur en cela à beaucoup de naturalistes
et des plus célèbres (¹), il en sentait la beauté et il
l'aimait. Il a cherché, dans ses *Considérations sur
la végétation des Vosges*, à faire passer quelque
chose de ses sentiments dans l'âme du lecteur, sans
y réussir, parce que son style, ainsi que cela arrive
aux plumes peu exercées, gardait de ce qui, en
littérature, avait pu faire l'admiration de la jeunesse, les défauts sans retenir les qualités. Ses énu-
mérations sont trop longues ; les spectacles ma-
giques, l'étonnement des bergers à la vue du courage
des botanistes, la déesse Flore, jouent un trop grand
rôle dans ses descriptions. Combien je préfère ces

(¹) « Mon ignorance n'empêche pas que, quand je vois un
herbier, je vois les campagnes où je suppose que les plantes
qu'il contient ont vécu ; je vois l'heure où le soleil s'est levé
sur elles, l'heure où elles frissonnaient la nuit sous le vent, le
ruisseau qui a bercé de ses bruits la sourde existence de l'arbre ;
mais peut-être que ce ne sont pas là du tout les plaisirs d'un
botaniste. On m'a dit que M. de Candolle n'aimait ni la nature
ni les jardins. » *Lettre de Doudan au D* Élysée Mercier*, t. III,
p. 52.

quelques lignes consacrées au souvenir d'une herborisation : « Je suis revenu (de la vallée de Granges) avec maintes et maintes écorchures, contusions, mais avec des boîtes remplies de jungermannes. En voyant ces jolies petites plantes pousser, hors des calices, leurs capsules, j'oublie mes plaies et les fatigues de pareilles courses. Il n'y a rien d'analogue dans la plaine.... Les amateurs de Cryptogames qui herborisent dans leur cabinet ne connaissent pas le charme qui stimule le contemplateur des merveilles de la création en plein vent ([1]). » Comme ces simples phrases expriment mieux l'émotion intérieure que les pages des *Considérations,* où elle est voilée par un style légèrement déclamatoire !

Dans cette nature qu'il avait étudiée avec tant de soin, qu'il aimait, Mougeot, comme l'illustre Linné ([2]), avait vu passer la divinité et il en avait tressailli. Son âme, profondément et simplement religieuse, aimait à rendre gloire au Créateur dans sa conversation et dans sa correspondance. Entre beaucoup de passages où ce sentiment est exprimé, je détache celui-ci d'une de ses lettres : « Nous

([1]) Lettre du 19 mai 1841.

([2]) *Deum sempiternum, eminentem, omniscium, omnipotentem, expergefactus a tergo transeuntem vidi et obstupui! Legi aliquot ejus vestigia per creata rerum, in quibus omnibus etiam in minimis vel fere nullis, quæ vis! quanta sapientia! quam inextricabilis perfectio !* (Caroli a Linne *Systema naturæ.* Vindobonæ, 1767, p. 10.)

ne connaissons encore que les fossiles de quelques points isolés de notre planète, et il peut en exister cent fois, mille fois davantage. Échinez-vous, savants à venir ; glorifiez-vous, érudits du jour ; vous tous, vous ne connaîtrez jamais toutes les œuvres du Créateur. Répétons avec le roi David ce que notre grand maître Linné plaçait en tête de son *Systema naturæ* :

> O Jehova,
> Quam ampla sunt tua opera !
> Quam sapienter ea fecisti !
> Quam plena est terra possessione tua (¹)! »

Il allait même plus loin, et dans les chagrins, les douleurs inséparables de notre condition sur cette terre, c'est aux enseignements si forts et à la fois si tendres du Christ qu'il allait demander pour lui et pour ses amis paix et consolation.

J'ai essayé, Messieurs, de faire revivre un instant devant vous la figure originale et attachante de celui qui fut votre confrère. Comment ce modeste médecin, habitant une petite ville, voué à une pratique assidue de sa profession a-t-il pu devenir un naturaliste de haute valeur, attirant l'attention de tous les botanistes sur les Vosges, consulté et écouté par les maîtres de la science? C'est parce que, à beaucoup d'intelligence, il unissait une rare énergie de volonté, un travail opiniâtre,

(¹) Lettre du 27 juillet 1850 (?).

une rigoureuse probité, enfin une grande bienveil-
lance ; c'est, en un mot, parce qu'il sut toujours se
soumettre à une forte discipline morale et c'est
l'enseignement qui me semble ressortir de sa vie.

Claude Bernard a dit excellemment : « Quand
on expérimente, il ne suffit donc pas de tenir un
bon instrument à la main, mais il faut avoir une
idée directrice dans l'esprit ([1]). » Combien d'intel-
ligences peuvent devenir aussi stériles que l'instrument dont parle le grand physiologiste si elles
ne sont mises en œuvre par une volonté ! Cherchons
donc par notre action sur les jeunes générations à
former des hommes dans toute la rigueur du mot ;
travaillons aussi en nous-mêmes à ce perfection-
nement moral et intellectuel auquel l'Évangile ne
donne d'autre borne que l'infini. Nous assurerons
à la patrie de bons citoyens, à l'édifice de la science
des ouvriers qui lui apporteront leur pierre, grande
ou petite, mais toujours solide et bien travaillée ;
et si Dieu daigne accorder à quelques-uns le don
insigne du génie, nous verrons de nouveaux noms
s'ajouter à la liste glorieuse des hommes qui ont
assuré à la France une grande place parmi les nations.

([1]) *Leçons sur les phénomènes physiques de la vie communs
aux animaux et aux végétaux.* Paris, 1879, t. II, p. 46.

NOTES

A.

J.-B. Mougeot a déjà été l'objet des notices imprimées suivantes :

J.-B. Mougeot, par Kirschleger, dans sa *Flore d'Alsace,* t. II, p. LXX.

Jean-Baptiste Mougeot, par le comte Jaubert. (*Bulletin de la Société botanique de France,* t. V, 1858, p. 562.)

Notice biographique sur M. le Dr Mougeot père, par MM. Maud'heux fils et Lahache. (*Annales de la Société d'émulation des Vosges,* t. X, 1er cahier, 1858.)

A ces documents, mes confrères à l'Académie, MM. J. Renauld, Ballon et Godron ont bien voulu joindre leurs souvenirs personnels. Je suis en outre redevable à M. Godron, comme je le dis dans le cours de mon travail, de la communication d'une correspondance considérable. Toutes les fois qu'une lettre est citée sans autre indication, c'est à ce recueil qu'elle se rapporte.

Enfin, M. le Dr A. Mougeot, justement fier du nom qu'il porte, a mis à ma disposition, avec une obligeance et une confiance dont je ne saurais trop le remercier, souvenirs personnels, correspondance, papiers de famille, collections.

B.

Mougeot a été membre du conseil municipal de Bruyères, du 5 mai 1808 au 10 décembre 1822. Il y est rentré le 25 octobre 1831 et il y resta jusqu'au 4 mai 1840, époque où il fut remplacé par son fils M. A. Mougeot.

Il a fait partie du conseil général des Vosges depuis 1833 jusqu'à sa mort.

Appelé au conseil départemental de l'instruction publique à sa création par la loi de 1850, il y est resté jusqu'à sa mort.

Il eut part aussi pendant quelque temps à l'administration active de sa ville natale en qualité d'adjoint, fonction à laquelle il fut nommé le 9 juillet 1815.

Pour être complet sur ce qui touche à la vie administrative et publique de Mougeot, je dois ajouter qu'en 1835, il fut nommé chevalier de la Légion d'honneur.

C.

Les premiers voyages faits par Mougeot lui furent imposés par ses fonctions de médecin militaire. Pendant les années 1799, 1800, 1801, il parcourut une partie des empires actuels d'Allemagne et d'Autriche, en particulier les admirables Alpes du Tyrol. Sa correspondance, curieuse par les faits de détail et les impressions sincères qu'elle relate sur des guerres célèbres, nous le montre profitant de toutes les occasions qu'il a de s'instruire, de récolter des plantes, d'entrer en relation avec des botanistes éminents. On y voit la passion, le mot n'est pas trop fort, qu'il ne cesse d'avoir pour les sciences naturelles. Après son retour à Bruyères, il resta longtemps sans sortir des Vosges, de l'Alsace et du Jura très-septentrional. En 1842 seulement, il retourne à Paris, et va de là en Normandie. En 1843 et 1844, il se rend en Suisse. En 1847, il entreprend un grand voyage qui doit le conduire dans les Pyrénées ; une entorse l'arrête à Avignon et l'empêche de mettre son projet à exécution. Il tenait, avec l'exactitude qu'il apportait à toutes choses, des journaux de voyages qui nous montrent combien son intelligence avait de largeur. Si la botanique et en général les sciences naturelles tiennent la première place dans ses pensées, il ne néglige rien, et l'étude des monuments en particulier ne le laisse pas indifférent.

D.

Voici, avec la date de son admission, les Académies ou Sociétés savantes dont Mougeot a fait partie :

15 frimaire an VII. Société médicale d'émulation de Strasbourg.

26 nivôse an XI. Membre de la Société de médecine chimique de Paris.

3 pluviôse an XI. Correspondant de la Société d'émulation de Nancy.

28 mars 1809. Correspondant de la Société d'histoire naturelle de Wetteravie.

11 mars 1811. Membre non résidant de la Société académique des sciences, lettres et arts de Nancy (Académie de Stanislas).

18 janvier 1822. Correspondant de la Société d'histoire naturelle de Paris.

4 juillet 1822. Correspondant de la Société linnéenne de Paris.

6 décembre 1823. Correspondant de la Société linnéenne du Calvados.

5 août 1825. Correspondant de l'Académie royale de médecine à Paris.

1825. Membre de la Société d'émulation des Vosges.

30 juin 1829. Correspondant de la Société d'histoire naturelle de Strasbourg.

8 décembre 1833. Membre de la Société géologique de France.

1834. Membre de la Société des sciences naturelles de Fribourg (Bade).

2 janvier 1835. Membre correspondant de la Société académique de Falaise.

31 octobre 1838. Membre correspondant de la Société d'histoire naturelle de Bâle.

Avril 1838. Membre actif de la Société impériale minéralogique de Saint-Pétersbourg, fondée par Alexandre Ier.

Octobre 1842. Correspondant de l'*Academia Cæsarea, Leopoldino-Carolina naturæ Curiosorum*.

Mars 1843. Membre de la Société royale bavaroise de botanique à Ratisbonne.

20 mai 1844. Membre correspondant de la Société des sciences naturelles de Neuchâtel (Suisse).

Mars 1847. Correspondant de la Société de médecine de Strasbourg.

Octobre 1847. Correspondant de la Société des sciences historiques et naturelles de l'Yonne.

Il devint, peu après la fondation de cette société en 1854, membre de la Société botanique de France, dont il présida la séance extraordinaire dans les Vosges en 1858.

E.

Les publications de Mougeot sont :

Essai zoologique et médical sur les Hydatides. Paris, an XI (1803).

Considérations sur la végétation spontanée du département des Vosges. (Dans les *Annales de la Société d'émulation des Vosges*. 1836.)

Considérations générales sur la végétation spontanée (phanérogame et cryptogame) du département des Vosges. [Dans Lepage et Charton, *Statistique du département des Vosges*. 1835 (tiré à part).]

Rapports annuels sur le musée d'histoire naturelle d'Épinal. [Dans les *Annales de la Société d'émulation des Vosges*. 1846-1857 (tirés à part).]

Il a publié en outre plusieurs articles et notices parmi lesquels il faut citer particulièrement un travail sur les Conifères des Vosges, inséré dans le *Nouveau Duhamel de Loiseleur*, et de nombreuses notes dans les bulletins des Sociétés géologique et botanique de France.

F.

La correspondance de Mougeot avec M. Godron renferme plusieurs passages relatifs aux *Stirpes,* qui pourront offrir de l'intérêt à ceux qui aiment l'histoire de la science.

C'est ainsi, par exemple, qu'il raconte l'origine de cette publication [1] : « J'avais, en 1808, commencé à distribuer à mes amis des cahiers de 50 espèces de Cryptogames des Vosges, mais j'écrivais sur chaque feuillet le nom de la plante, sa localité et le temps de sa fructification. J'étais parvenu à préparer ainsi une douzaine d'exemplaires des 6 premiers fascicules, et chaque fascicule se composait de 50 feuillets de papier format grand in-8°. A cette époque, on ne connaissait pas en France la collection d'Ehrhart, celle de Schleicher était aussi très-peu répandue. Le professeur Villars, MM. Desfontaines et de Jussieu, Persoon, avec lequel j'avais déjà des relations, m'engagèrent à faire imprimer les étiquettes, à multiplier le nombre des exemplaires, et je fis part en 1809, à mon ami Nestler qui était à Vienne, de mon projet. Il me demanda de s'adjoindre à moi, de l'attendre. Il revint de Vienne pendant l'été de 1810 et nous passâmes ensemble le mois de septembre à Bruyères, et nous dédiâmes au professeur Villars notre première centurie qui, ainsi que la 2e et la 3e, furent composées avec les 6 cahiers manuscrits que j'avais déjà distribués, où nous ajoutâmes seulement 6 à 8 espèces des environs de Strasbourg. Voici 30 ans et plus que je travaille à notre *grande* collection de Cryptogames, et nous n'avons pu encore publier que onze cents espèces, en faisant nos récoltes

[1] Lettre du 3 mars 1841.

dans la chaîne des Vosges, de la Forêt-Noire, du Jura, les plaines de l'Alsace, de la Lorraine. »

En 1841, M. Godron, ayant à faire un rapport sur les *Stirpes* à l'Académie de Stanislas, l'avait communiqué avant lecture à Mougeot, qui lui adressa entre autres les remarques suivantes qui nous donnent les noms de ses collaborateurs, en même temps qu'ils montrent avec quel soin jaloux il tenait à ce que justice fût rendue à chacun ([1]) : « Il serait très-juste de placer ici le nom de mon ami Nestler en ajoutant : Le Dr Mougeot, aidé par son ami le professeur Nestler, son collaborateur pour les neuf premières centuries..... Vous pourriez intercaler ici plus ou moins d'éloge pour ce brave et digne homme que je regrette tous les jours..... Il ne serait peut-être pas déplacé de mentionner ici que, pour les espèces rares, j'ai été aidé, dans la réunion des échantillons en nombre, par plusieurs de mes amis, entre autres de MM. Guépin, Delise, Lenormand, Le Prévost pour nos départements de l'Ouest, par M. J. Prost pour le département de la Lozère, par M. de Miribel pour l'Isère, par M. Desmazière pour le Nord, par M. Bruch pour les Deux-Ponts, MM. Schimper, Mühlenbeck pour l'Alsace, M. Braun pour le grand-duché de Bade, MM. Chaillet, Preisswerk, Lesquereux pour la chaîne du Jura, etc., etc. »

L'extrait suivant d'une lettre du 26 octobre 1842 montre comment Schimper fut associé à la publication :

« Mon ami Schimper m'a quitté samedi et nous avons pu passer une semaine ensemble à nous exténuer sur les mousses et sur les roches. Ce bryologue est d'une très-grande force pour la détermination rigoureuse des espèces et ceci tient et provient du travail monographique qu'il publie sur les mousses..... Il se joint à moi pour la publication des *Stirpes cryptogamicæ Vogeso-Rhenanæ*, et cette publication ne peut qu'y gagner. Il est plein de feu et d'ardeur. Je commence à m'éteindre ; sa vue reste encore perçante, la mienne faiblit de plus en plus. Aussi nos chères Cryptogames avaient besoin d'un nouveau travailleur pour rester à la hauteur des circonstances actuelles »

([1]) Lettre du 14 juillet 1841.

Malgré ces collaborations de Nestler et de Schimper, Mougeot avait la plus lourde charge dans cette publication ; le plus souvent elle lui incombait entièrement. Aussi avait-il une grande reconnaissance pour les botanistes qui lui communiquaient de nombreux échantillons, et une grande peine lorsqu'il les voyait disparaître par la mort ou simplement par l'éloignement. C'est ce qu'il exprimait en particulier dans une lettre de ses dernières années (¹) : « Plusieurs des Cryptogames des environs de Nancy, insérés dans nos *Stirpes* que vous aviez la complaisance de me fournir, me manqueront aussi bientôt, malgré l'obligeance de M. Vincent de les rechercher..... Il n'a pas vos yeux, le professeur Al. Braun ayant été appelé à Berlin, je ne pourrai plus compter sur ses récoltes dans la Forêt-Noire. De tous côtés, mon cher Godron, l'on m'abandonne, quand j'aurais plus que jamais besoin de mes amis. »

(¹) Lettre du 10 janvier 1852.

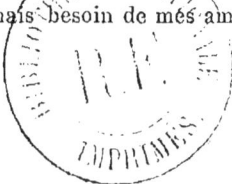

Nancy, imprimerie Berger-Levrault et Cⁱᵉ.

71